BEI GRIN MACHT SICH IHR WISSEN BEZAHLT

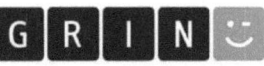

Bibliografische Information der Deutschen Nationalbibliothek:

Die Deutsche Bibliothek verzeichnet diese Publikation in der Deutschen National-bibliografie; detaillierte bibliografische Daten sind im Internet über http://dnb.d-nb.de/ abrufbar.

Impressum:

Copyright © 2018 GRIN Verlag
Druck und Bindung: Books on Demand GmbH, Norderstedt Germany
ISBN: 9783346160591

Dieses Buch bei GRIN:

https://www.grin.com/document/542535

Marie Albrecht

Vermarktung von Arzneimitteln und Impfstoffen. Die Besonderheiten des Pharma-Marketings

GRIN Verlag

GRIN - Your knowledge has value

Der GRIN Verlag publiziert seit 1998 wissenschaftliche Arbeiten von Studenten, Hochschullehrern und anderen Akademikern als eBook und gedrucktes Buch. Die Verlagswebsite www.grin.com ist die ideale Plattform zur Veröffentlichung von Hausarbeiten, Abschlussarbeiten, wissenschaftlichen Aufsätzen, Dissertationen und Fachbüchern.

Besuchen Sie uns im Internet:

http://www.grin.com/

http://www.facebook.com/grincom

http://www.twitter.com/grin_com

Fallstudie

Thema 1

Modul: Marketing

Versendet zum Prüfen am 14.05.2018

SRH Fernhochschule Riedlingen

Studiengang: Gesundheitsmanagement

Von

Marie Albrecht

:

Inhaltsverzeichnis

3

1. Einleitung

Bei der hier vorliegenden Arbeit handelt es sich um eine Fallstudie im Bereich Marketing. Marketing beschreibt bekanntlich die Vermarktung von Produkten, Firmen, Dienstleistungen oder Einzelpersonen. Es umfasst meistens eine Vielzahl von Maßnahmen, die als Marketing-Mix bezeichnet werden und dazu dienen, die Vermarktung und den Verkauf zu fördern. Marketing ist damit nicht einfach gleichzusetzen mit Werbung. Das Ziel von Produktmarketing ist, eine oder mehrere Eigenschaften des zu vermarktenden Gegenstandes herauszuarbeiten, um sich von vergleichbaren Produkten abzugrenzen. So soll die eine bestimmte Wertigkeit, Qualität oder Sympathie vermittelt werden. Eine ausgearbeitete Marketing-Strategie soll erfolgreiche Vermarktung des Produktes sichern.

In dieser Arbeit wird die Vermarktung eines Impfstoffes der Firma Sanofi Pasteur analysiert. Es wird eine Sondersituation beschrieben, da die Vermarktung von Arzneimitteln stark durch den Gesetzgeber reguliert ist und sich dadurch Einschränkungen und Bedingungen ergeben, die sich vom Konsumgütermarketing wesentlich unterscheiden. Die komplizierten und langwierigen Entwicklungs- und Zulassungsphasen eines Arzneimittels werden in dieser Arbeit nicht berücksichtigt und bearbeitet. Da es sich die Lage auf dem Arzneimittelmarkt oft sehr schnell ändert ist es von Bedeutung drauf hinzuweisen, dass es sich aktuellen Daten in der Arbeit auf Quellen bis zum 15.04.2018 beziehen. Für spätere z.B. rechtliche o.ä. Änderungen kann in dieser Arbeit nicht mehr Rücksicht genommen werden.

1.1 Besonderheiten des Pharma-Marketings

Für die Regulation und Einschränkung des Pharma-Marketings sind besonders das Arzneimittelgesetz (AMG) und Heilmittelwerbegesetz (HWG) aber auch das Sozialgesetzbuch 5 (SGB V) von Bedeutung, da durch jene die Leistungserstattung durch die gesetzlichen Krankenkassen geregelt ist[1].

Eine grundsätzliche und entscheidende Aufteilung der Arzneimittel ist die Einteilung in verschreibungspflichtige (rezeptpflichtige) und verschreibungsfreie (Selbstmedikation) Arzneimittel. Der wesentliche Unterschied liegt in wesentlichen in der Kostenübernahme des Arzneimittels. Dieser Unterschied ist also die Basis aller Marketingaktivitäten des Pharma-Marketings, denn die Interessenslage der beteiligten Parteien (KV, GKK und Private KK, Ärzte, Apotheker, Krankenhäuser, Patienten...) muss genau untersucht werden.

---

[1] https://www.gesetze-im-internet.de

2. Pharmaunternehmen Sanofi - Aventis Deutschland GmbH

2.1. Kurzdarstellung des Unternehmens

Die Sanofi-Aventis Deutschland GmbH ist ein Unternehmen der Sanofi-Gruppe, eines weltweit führenden Gesundheitskonzerns. Sanofi beschäftigt weltweit mehr als 100.000 Mitarbeiter, in Deutschland etwa 9.800. Davon sind circa 8.600 bei der Sanofi-Aventis Deutschland GmbH beschäftigt, die übrigen bei anderen Tochterunternehmen des Konzerns.

Mitarbeiter der Sanofi-Aventis Deutschland GmbH widmen sich der Erforschung der Ursachen von Krankheiten und der Suche nach Ansatzpunkten für deren medikamentöse Behandlung ebenso wie der Arzneimittelentwicklung, der Wirkstoffproduktion und Arzneimittelfertigung bis hin zur Auslieferung und dem Versand von Fertigarzneimitteln in die ganze Welt.

Die Sanofi-Aventis Deutschland GmbH erwirtschaftete im Jahr 2016 einen Umsatz von 4.723 Millionen Euro: mit modernsten, innovativen Arzneimitteln und etablierten Originalpräparaten, mit frei verkäuflichen Medikamenten (over the counter – OTC) sowie mit Generika. Davon entfielen 976 Millionen Euro auf das inländische Apotheken- und Krankenhausgeschäft und 3.143 Millionen Euro auf den Export von Wirkstoffen und Fertigarzneimitteln, die in Deutschland hergestellt wurden.[2]

Weitere Geschäftseinheiten der Sanofi Deutschland Gruppe sind z.B. Genzyme GmbH in Neu-Isenburg, Zentiva Pharma GmbH in Berlin sowie Sanofi- Pasteur auch in Berlin, auf die sich diese Arbeit fokussiert.

2.1.1. Sanofi-Pasteur Deutschland

Seit dem 02.01.2017 hat Sanofi-Pasteur nach 25 Jahren Joint Venture mit MSD (früher also SPMSD) ein eigenes Impfstoffgeschäft in Europa und somit auch eines in Deutschland. Unter dem Namen Sanofi-Pasteur kümmert sich die neue Geschäftseinheit des Sanofi-Aventis Unternehmens ausschließlich um die Impfstoffe. Die Geschäftseinheit hat ihren Sitz in Berlin.

2.2. Angebotene Produkte der Geschäftseinheit Sanofi-Pasteur

Sanofi Pasteur stellt Impfstoffe für die Grundimmunisierung, die Auffrischimpfung sowie für die Bereiche Reisemedizin und Grippeschutz her und vermarktet diese auch.

Sanofi steht damit für die erfolgreiche Behandlung von vielen Krankheiten und auch für das Ziel, die Impfraten zu erhöhen, um mehr Menschen vor Infektionskrankheiten zu schützen.[3]

Die Impfstoff Produkt-Palette ist sehr umfangreich und ich werde mich in meine Arbeit dem Grippenschutz widmen. Dieses Thema ist momentan aktueller denn je und bietet sehr viel Verbesserungspotential.

---

[2] http://www.sanofi.de/l/de/de/layout.jsp?scat=805F7434-10C4-45E1-AC62-84A1A65C4677
[3] http://www.sanofi.de/l/de/de/layout.jsp?cnt=3C4079CF-744B-46C4-A488-DB71F91F9A2C

2.3. Zielgruppe der Grippenschutz Impfung

Diese Impfung ist die wichtigste Vorsorgemaßnahme gegen die Influenza, also die „echte Grippe", die besonders für chronisch Kranke, Ältere über 60 Jahre und immungeschwächte Personen eine sogar lebensbedrohliche Erkrankung seien kann. Zudem sollten sich Schwangere und all jene impfen lassen, die aus beruflichen Gründen viel Kontakt zu anderen Menschen haben wie beispielsweise medizinisches Personal.[4]

Von zuständigen Institutionen, in Deutschland ist es die STIKO (Ständige Impfkommission im Robert Koch Institut), ist eine Grippenschutz Impfung generell für die o.g. Gruppen offiziell empfohlen und somit ist dies eine Pflichtleistung den Krankenkassen. Die Kosten für den Impfstoff, aber auch für die Applikation, werden von den Krankenkassen übernommen. Diese Empfehlung bezieht sich aktuell immer noch fast ausschließlich auf die trivalenten Impfstoffe, die deshalb nach wie vor die Mittel der Wahl sind. Jeder Impfling, der nicht zur der o.g. Gruppe gehört kann sich natürlich in Eigenleistung mit einem von mehreren tri- oder quadrivalenten zugelassenen Impfstoffen impfen lassen.

Der Impfstoff, um den sich in dieser Arbeit handelt ist ein moderner quadrivalenter Impfstoff Vaxigrip Tetra® der seit November 2017 für Personen ab dem 6. Lebensmonat in Deutschland zugelassen ist.[5]

2.4. Wettbewerber

2.4.1. Wettbewerb Definition – Duden

Wettbewerb ist etwas, woran mehrere Personen (Unternehmen) im Rahmen einer ganz bestimmten Aufgabenstellung, Zielsetzung in dem Bestreben teilnehmen, die beste Leistung zu erzielen, Sieger zu werden, wobei der höhere Zielerreichungsgrad eines Akteurs einen niedrigeren Zielerreichungsgrad des anderen bedingt. Es wird dabei ein Kampf um möglichst gute Marktanteile, hohe Profite, um den Konkurrenten zu überbieten, auszuschalten.[6]

Konkurrenten, die dieselben oder sehr ähnlichen Produkten anbieten sind dann die „Direkten Wettbewerber". Dagegen „Indirekte Wettbewerber" bietet ein „Ersatz" Produkt, der dieselben oder ähnlichen Bedürfnisse stillt und dadurch von Konsumenten als gleichwertiges Ersatzgut angesehen wird.

2.4.2. Direkter Wettbewerber

Da es sich bei der Gripenschutzimpfung Vaxigrip Tetra® um eine neue, moderne Impfung handelt, gibt es aktuell in der gleichen Kategorie nur eine vergleichbare Impfung, die in Deutschland aktiv vertrieben wird. Dieser Impfstoff der Firma GSK, Influsplit®Tetra, ist in Deutschland bereits seit Saison 2013/2014 zugelassen. Außerdem sind noch weitere zwei Impfstoffe in Deutschland zwar zugelassen, aktiv spielen diese momentan aber keine Rolle.

Die beiden aktuell relevante Impfstoffe (Vaxigrip Tetra®und Influsplit®Tetra) sind in Wirksamkeit, Sicherheit, Verträglichkeit aber auch Preis vergleichbar, trotzdem kann

---

[4] http://www.kbv.de/html/1150_31135.php
[5] Vgl. Fachinformation Vaxigrip Tetra, Januar 2018
[6] https://www.duden.de/rechtschreibung/Wettbewerb

Vaxigrip Tetra® der Firma Sanofi Pasteur einige bedeutsame Alleinstellungsmerkmale nachweisen auf die ich später bei „Stärken-Schwächen-Analyse" detailliert eingehe.

Außerdem ist eine Nasale Grippenimpfung (Verabreichung durch sprühen in die Nase) in Deutschland zugelassen (Fluenz Tetra – Firma Astra Zeneca) die aber seit August 2017 aufgrund der nachweislich geringeren Wirksamkeit vom STIKO nur noch für Patienten zwischen 2 und 17 Jahre alt die unter eine Spritzenphobie leiden, empfohlen ist.[7] Diese ist also als Wettbewerber eher irrelevant.

2.4.3. Indirekte Wettbewerber

„Indirekte Wettbewerber" klingt fast nach ungefährlich oder sogar unbedeutsam. In diesem Fall ist es aber definitiv nicht so. Es handelt sich bei dieser Konkurrenz um Trivalente Grippenimpfstoffe die für die Grippensaison 2017/2018 durch die Kassenärztliche Vereinigung bzw. gesetzlichen Krankenkassen als quasi einzige abrechnungsfähige Grippenschutzimpfung gilt und somit ist diese Impfung gezwungener Weise ein Mittel der Wahl, obwohl die Zusammensetzung des Impfstoffes nachweislich keinen ausreichenden Schutz gegen Influenza in diesem Jahr bietet. Sogar die STIKO hat in Angesichts der aktuelle Grippewelle Entwicklung die Empfehlung für laufende Saison zu Gunsten den quadrivalenten Impfstoffen geändert. Diese muss aber noch durch Gemeinsamen Bundesausschuss genehmigt werden (mit Frist bis zu 3 Monaten) um in Kraft zu treten. Da es sich seitens der KV und GKK bei den Trivalenten Grippenimpfstoffen um eine „bindende Empfehlung" für die ganze Saison handelt, ist es kaum möglich, mit wenigen Ausnahmen, den wirksameren quadrivalenten Impfstoff flächendeckend zu Impfen ohne dass die Ärzte eine spätere Bestrafung durch Regress fürchten müssen. Dieser Eingriff der Mehrzahl der KV´s und GKK in den Wettbewerb und deren Inflexibilität, führt also im diesem Jahr zur einen besonders fatalen Situation.

3. Die größten Herausforderungen der Pharmabranche in Deutschland

Der Pharmamarkt befindet sich in einem tiefgreifenden strukturellen Umbruch. Die Ausgaben für Gesundheitsleistungen steigen enorm, bedingt durch die älter werdende Bevölkerung und den medizinischen Fortschritt. Der Staat hat daher Maßnahmen zur Kostenkotrolle eingeführt, die über die GKV durchgesetzt werden. Die Gesundheitspolitik des Staates mit ihren Regulierungen und ein zunehmend komplexeres Marktumfeld drücken deshalb auf die Gewinnmargen der Pharmaunternehmen. Zudem verpflichtet sich die forschende Pharmaunternehmen freiwillig zur Einhaltung des s.g. „Verhaltenskodex", was Beschränkungen in Umgang mit medizinischen Fachkreisen und Patientenorganisationen regelt. Diese alle Maßnahmen erschweren die Vermarktung von Arzneimitteln immer mehr.

3.1. Gesundheitspolitik

Pharmaindustrie ist einerseits vergleichsweise konjunkturunabhängig, andererseits aber von gesundheitspolitischen Vorgaben und Regulierungen beeinflusst.

Pharmaindustrie ist ausgesprochen forschungsintensiv. Durch ihren Beitrag zur Therapie von Krankheiten sowie zum medizinischen Fortschritt ist die Pharmaindustrie eine

---

[7] https://www.rki.de/DE/Content/Infekt/EpidBull/Archiv/2017/Ausgaben/34_17.pdf?__blob=publicationFile

Schlüsselbranche. Allerdings ist der Pharmamarkt in Deutschland, wie auch in anderen Ländern, in hohem Maße von gesundheitspolitischen Vorgaben und Regelungen abhängig.

Im vergangenen Jahrzehnt sind auch in Deutschland verschiedene Maßnahmen zur Kostensenkung im Gesundheitswesen eingeführt worden, die die Rahmenbedingungen und Entwicklungspotenziale der Branche, gerade auch die hoch innovativen Unternehmen, beeinflussen. So beobachtet bspw. der Verband Forschender Arzneimittelhersteller eine rückläufige Tendenz bei der Markteinführung von Medikamenten mit neuen Wirkstoffen und eine sinkende Tendenz bei den Arzneimittelpreisen in Deutschland. Hierbei machen sich diverse gesetzliche Regelungen zur Kostendämpfung bei den Arzneimittelausgaben sowie zur Stärkung des Wettbewerbs im Gesundheitswesen bemerkbar.   Das Geschäftsmodell der forschenden pharmazeutischen und biotechnologischen Industrie ist geprägt von langen Entwicklungszeiten von bis acht bis zehn Jahren und enormen Aufwendungen von bis zu US$ 900 Mio. bis ein Medikament zur Marktreife gebracht werden kann. Daraus wird ersichtlich, dass das unternehmerische Risiko im Vergleich mit anderen Wirtschaftszweigen signifikant grösser ist und die Investoren auch entsprechend honoriert werden müssen. Die Kosten für die klinische Forschung, die Entwicklung und die Marktzulassung sind in den letzten Jahren wegen wachsender behördlicher Anforderungen und erhöhter Komplexität der Medikamente explodiert. Investitionen in die Forschung und Entwicklung von Medikamenten sind hoch und risikobehaftet. Um diese Aufwendungen während der Patentlaufzeit ausreichend amortisieren zu können, sind angemessene Gewinne für die forschende Pharma- und Biotechindustrie von existenzieller Bedeutung. Die Medikamentenpreise sollen deshalb immer die Strukturkosten, die wirtschaftliche Fähigkeit und die Kaufkraft eines Landes berücksichtigen. Wird dies in einem Land längerfristig nicht gewährt, wird es seine Attraktivität als Forschungs- und Entwicklungsstandort verlieren. Deutschland ist das jüngste Beispiel dafür. Der Inlandsumsatz der Pharmaindustrie entwickelt sich bereits seit 2008 tendenziell rückläufig und lag 2012 fast 1,5 Mrd. (gut 12 %) niedriger als 2008. Dies reflektiert die Auswirkungen der verschärften gesundheitspolitischen Regelungen in Deutschland. Hingegen ist der Auslandsumsatz im selben Zeitraum um rund 20 % gestiegen.[8] Vergleichbare Tendenz ist auch aktuell sichtbar.

Gerade die mittelständisch geprägten Pharmaunternehmen werden durch hohe Investitionen und zusätzlich noch durch Zwangsabschlägen und Rabattgewährleistungen besonders hart getroffen, denn in der Regel können sie die Verluste nicht durch Quersubventionierung mit anderen Sortimentsteilen abfedern. Die politischen Eingriffe hemmen die von der Politik vielfach proklamierte Mittelstandsförderung. Staatliche Eingriffe beschleunigen die Marktkonsolidierung zu Gunsten von größeren Unternehmen bzw. von Vollsortimentern.

Wenn ein pharmazeutisches Unternehmen eine Ausschreibung nicht gewinnt, wirkt sich dies wie ein partieller Marktausschluss aus, da die rabattgeregelten Arzneimittel über die Laufzeit der Rabattverträge (meist zwei Jahre) Vorrang bei der Abgabe in der Apotheke

---

[8] Die Pharmazeutische Industrie- Eine Branchenanalyse; Dr. Birgit Gehrke, Friederike von Haaren

haben, so dass die Arzneimittel des „Verlierers" fast nicht mehr abgegeben werden. Aus betriebswirtschaftlichen Gründen sind die Unternehmen in diesem Fall häufig gezwungen, ihr Portfolio zu bereinigen und die Produktion unrentabel gewordener Arzneimittel einzustellen. Der Wettbewerb krankt mithin zunehmend an der schrumpfenden Anbieterzahl – letztlich auch ein Risiko für die Versorgung. Dies haben wir in Deutschland in letzte Zeit in verschiedenen Indikationen und Bereichen zu oft erleben müssen.

Das zum 13. Mai 2017 in Kraft getretene GKV-Arzneimittelversorgungsstärkungsgesetz (AM-VSG) hat zwar vor diesem Hintergrund für bestimmte Versorgungsbereiche, wie Impfstoffe und Zytostatikazubereitungen, in Bezug auf Rabattverträge neue Rahmenbedingungen geschaffen, nicht jedoch für den patentfreien Markt. Aber auch diese Regelung scheint für die Impfstoff- und Zytostatikahersteller nicht optimal oder weniger risikoreich zu sein, denn der EuGH hat mit seinem Urteil vom 2. Juni 2016 zur vergaberechtlichen Einordnung eines sogenannten Open-House-Modells zur Vergabe von Arzneimittelrabattverträgen eine weitere attraktive Möglichkeit für Krankenkassen eröffnet, Rabatte ohne aufwendige vergaberechtliche Ausschreibung zu erhalten.[9] Die kassenärztliche Vereinigungen und GKKs sind gerade dabei diese Mittel in Anspruch zu nehmen und damit erneut massiv in Pharmamarkt einzugreifen, künstlich unfairen Wettbewerb zu erzeugen um Arzneimittelpreise zu drücken.

3.2. Demografische Entwicklung – drohender Fachkräftemangel

Während die Unternehmen der Pharmabranche in den gesundheitspolitischen Entwicklungen in Deutschland gewisse Nachteile für ihre Wettbewerbsposition am Standort Deutschland sehen, gibt es auf der anderen Seite mehrere Vorteile, die für den Standort sprechen. Hierbei ist in erster Linie die Verfügbarkeit von gut qualifiziertem Personal zu nennen. Hinzu kommen gute Forschungsbedingungen über Netzwerke mit Hochschulen, außeruniversitären Forschungseinrichtungen und anderen Unternehmen sowie auch insgesamt die bewährten Verbundstrukturen zwischen den Herstellern pharmazeutischer Grundstoffe und Spezialitäten (Medikamente).

Gerade durch die hohe Bedeutung von Fachkräften für Forschung und Innovation muss sich auch die Personalpolitik in der Pharmazeutischen Industrie auf die Herausforderung der demografischen Entwicklung einstellen. Zwar ist die Altersstruktur in der Branche weniger ungünstig als im Industriedurchschnitt und die hohen Gehälter haben den Unternehmen schon immer Vorteile im Wettbewerb um gut qualifiziertes Personal verschafft; dennoch muss auch die Pharmabranche auf die veränderten Rahmenbedingungen reagieren. Um die Arbeitsfähigkeit der Beschäftigten bis ins fortgeschrittene Alter zu erhalten, sind kontinuierliche Investitionen in das bestehende Personal gefordert (lebenslanges Lernen, Gesundheitsvorsorge und -management, Motivation). Zudem muss der Wissenstransfer zwischen ausscheidenden und nachrückenden Kräften gesichert werden[10]

---

[9] Vgl.: Pharmadaten 2017, S63; Bundesverband der Pharmazeutischen Industrie e.V.
[10]Vgl.: Die Pharmazeutische Industrie-Eine Branchenanalyse; Dr. Birgit Gehrke, Friederike von Haaren

4. Die größten Herausforderungen der Impfstoff-Branche

Wie bereits angedeutet, existieren für Impfstoff-Markt durchaus spezielle Vorgaben und Richtlinien, die sich vom Geschäft mit verschreibungspflichtigen Medikamenten unterscheiden. Schon die Tatsache, dass bei Impfstoffen kein regulären Generika Markt existiert, erfordert andere Regulierungsmaßnahmen als bei „normalen" Medikamenten.

Gleichzeitig ist aber der Staat bestrebt die aktuell sehr schlechten Impfraten zu steigern, die Regulierungen sollen also in gesunden Maßen, an der richtige Stelle erfolgen.

4.1. Aktuelle rechtliche Lage bei Empfehlung/Finanzierung von Impfstoffen: Das Impfsystem in Deutschland

In Deutschland besteht keine Impfpflicht. Jeder Erwachsene kann also für sich und Eltern können für ihre minderjährigen Kinder entscheiden, gegen welche Infektionskrankheiten sie sich und ihre Kinder durch eine Impfung schützen. Hilfe und Sicherheit bei dieser Entscheidung bieten die unterschiedlichen Einrichtungen des Impfsystems. Das Impfsystem in Deutschland ist klar geregelt. Dazu gehören:

- **Das Infektionsschutzgesetz (IfSG)**   Hier sind die Grundlagen für Impfungen geregelt. Das Gesetz hat zum Ziel, die Bevölkerung vor übertragbaren Krankheiten zu schützen.
- **Die Ständige Impfkommission (STIKO)**   Die Ständige Impfkommission ist ein Gremium aus Experten und Expertinnen, die Empfehlungen für Impfungen und Impftermine erarbeiten und herausgeben. Ärzte und Ärztinnen richten sich in der Regel nach den aktuellen Empfehlungen der STIKO, die in Deutschland medizinischer Standard sind. Die ehrenamtlich tätigen Mitglieder der STIKO werden gemeinsam vom Bundesgesundheitsministerium und den obersten Landesgesundheitsbehörden berufen. Spätestens innerhalb 3 Monaten nach einer Impfempfehlung der STIKO muss Gemeinsamen Bundesausschuss (GBA) eine Erklärung dazu geben und falls es eine Zustimmung ist, wird diese Impfung in eine Richtlinie als Standard angesehen und die Kosten der Impfung als eine Pflichtleistung von den Krankenkassen übernommen.
- **Das Robert Koch-Institut (RKI)**
  Das RKI hat die Aufgabe, medizinische Maßnahmen zu entwickeln, um die Verbreitung von Infektionskrankheiten zu verhindern. Dazu gehören auch statistische Untersuchungen über die Ausbreitung von Infektionskrankheiten, die Erforschung der Ursachen, Diagnosen und die Vorbeugung. Die Aufgaben des RKI sind in § 4 des Infektionsschutzgesetzes festgeschrieben. Die Ständige Impfkommission hat am RKI ihren Sitz
- **Das Paul-Ehrlich-Institut (PEI)**
  Das Paul-Ehrlich-Institut ist das Bundesinstitut für Impfstoffe und   biomedizinische Arzneimittel. Die staatliche Zulassung und Überwachung von Impfstoffen sowie die Erfassung von Impfkomplikationen liegt beim Paul-Ehrlich-Institut.
- **Impfärzte**
  Fast alle Impfungen in Deutschland werden von niedergelassenen Ärzten und Ärztinnen durchgeführt. Der Öffentliche Gesundheitsdienst, das heißt die

Gesundheitsämter, sowie Betriebsärzte und -ärztinnen führen etwa 10-15% der Impfungen durch. Impfärzte und Impfärztinnen müssen ihre Patienten umfassend aufklären. Dazu gehören Punkte, wie der Nutzen der Impfung, Informationen über die Erkrankung, mögliche Nebenwirkungen der Impfung und Hinweise zu weiteren Impfterminen.

- **Anerkennung von Impfschäden durch die Versorgungsämter** Die Begutachtung und Anerkennung von Impfschäden gilt ausschließlich für öffentlich empfohlene (durch STIKO) Impfungen (§ 60 IfSG) und ist Aufgabe der Versorgungsämter der Länder
- **Kosten für Impfungen**
  Die von der STIKO empfohlenen Impfungen werden von den gesetzlichen Krankenkassen bezahlt. Grundlage ist hier die Schutzimpfungsrichtlinie der GBA. Reiseimpfungen werden von einigen Krankenkassen auf freiwilliger Basis erstattet. Impfungen für Menschen mit einem erhöhten beruflichen Infektionsrisiko werden vom Arbeitgeber übernommen (§ 3, Abs. 3, Arbeitsschutzgesetz).[11]

Die Übersicht zeigt sehr deutlich, dass dieses System sehr komplex ist und bis die Hersteller allen Recht machen dauert es oft zu lange und es erfordert viel Energie und Durchhaltevermögen bis die nötige Akzeptanz von allen Instanzen gewährleistet ist.

4.2. Das Impfverhalten der Bevölkerung in BRD

Impfungen zählen zu den wirksamsten und kostengünstigsten Präventivmaßnahmen in der modernen Medizin. Durch Impfungen können nicht nur viele Infektionskrankheiten auf individueller Ebene verhindert werden, sondern bei von Mensch-zu-Mensch übertragbaren impfpräventablen Erkrankungen kann darüber hinaus ein so genannter Herdenschutz generiert werden. Dieser entsteht, wenn ein ausreichender Anteil von Personen in einer Population geimpft ist und die Erregerzirkulation verringert wird. Durch den Herdenschutz können so auch diejenigen Personen geschützt werden, bei denen eine Impfung aus medizinischen Gründen nicht möglich ist (z.B. Neugeborene, Immunsupprimierte).

Der Impfstatus der Bevölkerung ist ein wichtiger Indikator für gesundheitliche Prävention. In Deutschland besteht keine Impfpflicht, und repräsentative Daten zum Impfstatus werden nur im Rahmen der Schuleingangsuntersuchungen der Bundesländer erhoben. Doch auch die nicht repräsentative Daten zeigen deutlich, dass Impfraten nicht nur in Deutschland generell sehr unbefriedigend sind. Die Zahl der Impfgegner und -skeptiker nimmt in BRD ständig zu. Die Weltgesundheitsorganisation (WHO) warnt bereits vor diesem Trend. Denn nichts außer sauberem Trinkwasser schütze so effizient vor gefährlichen Krankheiten wie Impfungen, betont die WHO. Impfungen haben aber in unserer Gesellschaft definitiv ein Akzeptanzproblem denn sie sind vermutlich Opfer ihres eigenen Erfolges. Werden Krankheiten ausgerottet oder zumindest zurückgedrängt, sinken in der Öffentlichkeit die Ängste vor diesen Erkrankungen. Die Nebenwirkungen von Impfungen treten in den Fokus.

Die allgemeine Impfmüdigkeit zeigt sich langsam auch bei den Ärzten denn, die knapp kalkulierten Behandlungszeiten lassen die Aufklärung und oft auch aufwendige

---

[11] https://www.impfen-info.de/wissenswertes/impfsystem-in-deutschland/

Überzeugungsarbeit fast nicht mehr zu. Vor allem bei Erwachsenen ist Thema Auffrischimpfung nur selten angesprochen. Dies könnte in jetzige Zeit der Völkerwanderung zu einem Problem werden. Die niedrigen Impfquoten lassen den Herdenschutz nach und nach verschwinden und die in Deutschland vermeintlich ausgerotteten Infektionskrankheiten könnten wieder auftreten. Trotz intensiver Kampagnen nimmt die Impfrate auch bei Schutz gegen Influenza bereits seit sieben Jahren stark ab. In der aktuellen Grippesaison 2017/18 meldeten einige europäische Länder eine massive Zunahme schwerer Grippefälle, darüber hinaus beobachteten sie eine erhöhte Mortalität vor allem bei älteren Menschen.

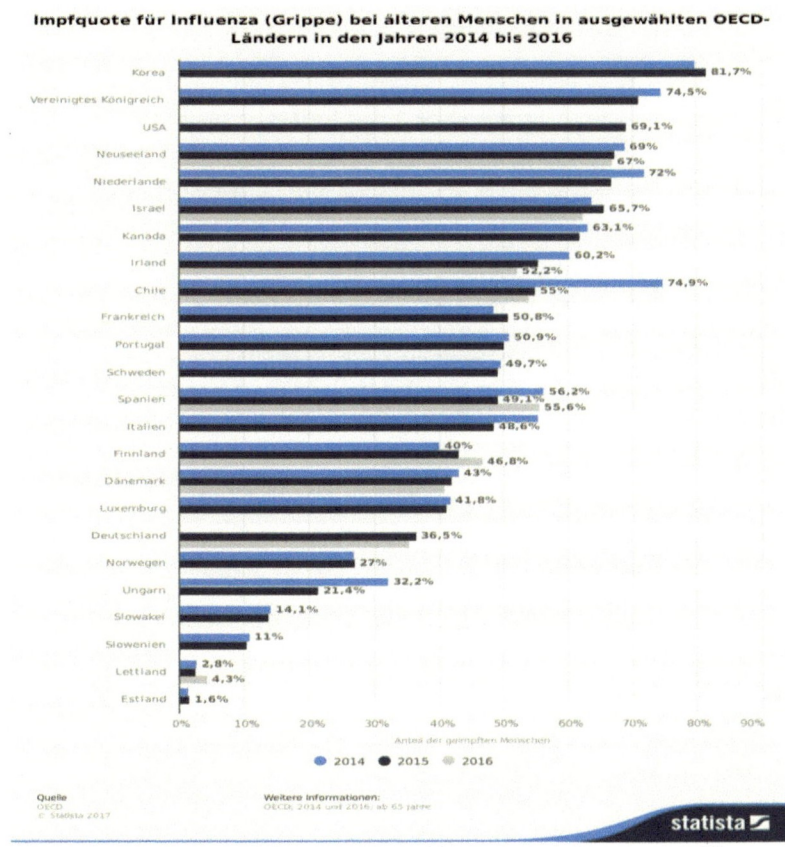

Abbildung 1: Vergleich Impfquoten in ausgewählten OECD-Ländern 2014-2016[12]

---

[12] https://de.statista.com/statistik/daten/studie/561990/umfrage/in-deutschen-apotheken-abgegebene-impfdosen-nach-bundeslaendern/

Zusätzlich könne sich eine stark rückläufige Nachfrage bei Grippeimpfstoffen negativ auf die weltweiten Produktionskapazitäten auswirken, sodass im tatsächlichen Pandemie-Fall nicht ausreichend Grippeimpfstoff verfügbar sei. Die WHO empfiehlt als optimale Impfraten bei Influenza 75% durchgeimpfte Bevölkerung. Davon ist nicht nur Deutschland sehr weit entfernt wie es in Abbildung 1 zu sehen ist.

Dabei ist es interessant, dass in den wohlhabenderen Teilen Deutschlands die Impfskepsis besonders groß ist, dagegen in neuen Bundesländern auch aufgrund der Historie (Impflicht in DDR) die Impfbereitschaft viel größer ist.[13] (Abbildung 2)

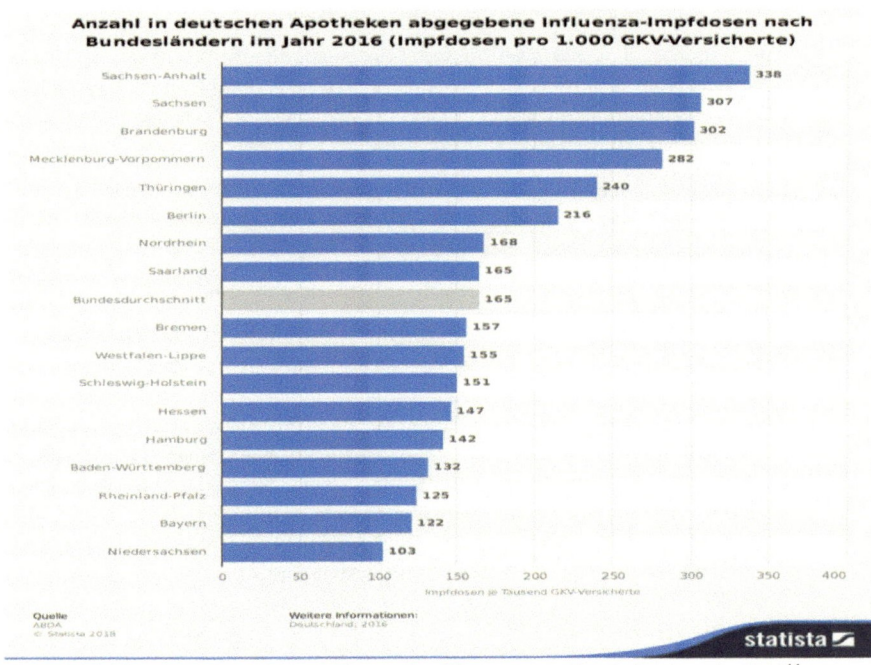

Abbildung 2: Abgegebene Influenza-Impfdosen nach Bundesländern in 2016[14]

5. Situationsanalyse

Die Grippeschutzimpfung wird in der Impfsaison 2018/2019 mit einem Vierfach-Impfstoff erfolgen. Nach Vorliegen der Entscheidung der Weltgesundheitsorganisation (WHO) vom 22. Februar 2018 zur Antigenkombination des Impfstoffs für die Saison 2018/2019 hat der Gemeinsame Bundesausschuss (G-BA) am Donnerstag den 05.04.2018 in Berlin die Voraussetzungen dafür geschaffen, dass sich GKV-Versicherte künftig mit einem Vierfach-Impfstoff gegen die saisonale Grippe impfen lassen können. Bislang gab es für die

---

[13] https://www.pharma-fakten.de/news/details/516-regionsspezifisches-impfverhalten-ist-das-einkommen-hoch-sinkt-die-impfquote/
[14] https://de.statista.com/statistik/daten/studie/562025/umfrage/in-deutschen-apotheken-abgegebene-influenza-impfdosen-nach-bundeslaendern/

gesetzlichen Krankenkassen keine verbindliche Regelung, ob für diese Impfung ein Drei- oder Vierfach-Impfstoff zu verwenden ist. Beide Möglichkeiten waren in Übereinstimmung mit den bisherigen STIKO-Empfehlungen zulässig. Mit der Präzisierung der Schutzimpfungs-Richtlinie folgt der G-BA der Empfehlung der STIKO vom 11. Januar 2018, dass ab der Impfsaison 2018/2019 zur Grippe-Impfung ein Vierfach-Impfstoff mit der jeweils aktuellen, von der WHO empfohlenen Antigenkombination zu verwenden ist.[15]

Wie schon geschrieben sind aktuell nur zwei vierfach-Grippenschutzimpfstoffe auf dem deutschen Markt zur Verfügung. Auf dieser aktuellen Situation werde ich in meiner Arbeit die Marketingziele und Marketingstrategien aufbauen.

Die Tatsache, dass nur zwei Vierfach-Grippenschutzimpfstoffe in Deutschland aktiv vertrieben sind kann ein großer Vor- aber eventuell auch Nachteil sein. Deshalb müssen die Marketingstrategien alle Entscheider, Verordner und „Konsumenten" absolut überzeugen und dessen Interessen und Bedürfnisse zu erkennen und zu bedienen.

Die erwünschte Marketingziele und dazu erforderliche Marketingstrategien werden hier in der Arbeit nach Auswertung von einer „Stärken-Schwächen-Analyse" und einer „Chancen-Risiken-Analyse" zusammengestellt. Aufgrund der kürze dieser Fallstudie werden jeweils zwei wichtigsten Stärken, Schwächen, Chancen und Risiken analysiert.

6. Stärken-/Schwächen-Analyse (organisationsintern/Produktspezifisch)

Eine genaue Analyse des Marktumfeldes und der Mitbewerber mittels Marktforschung ist die Grundlage, um die eigene Geschäftssituation zu beurteilen. Entscheidend ist es, die Position des eigenen Produktes in diesem Marktumfeld inklusive aller Vor- und Nachteile realistisch einzuschätzen und dann konkrete Marketingmaßnahmen zu entwickeln. Dabei geht auch um **Schwächen und Stärken** eines Produktes im Vergleich zum Konkurrenzumfeld aus Unternehmens Interne Sicht. Bei der Vermarktung von Arzneimitteln geht es somit vor allem um eine genaue Beschreibung des Produktprofiles bezüglich Wirkung, Nebenwirkung und Anwendungsvorteilen und den Vergleich mit den anderen vergleichbaren Mitteln im Markt. Das ganze am besten aus der Sicht der Verwender und Endverbraucher, also Ärzten, Apothekern und Patienten. Dazu hat jede von diesen Zielgruppen oft noch eigene spezifische Interesse die bei Vermarktung ebenso berücksichtigt seien müssen. Beispielsweise ist es hinsichtlich des Marketings für **Ärzte** wichtig zu wissen ob ein Arzt oder die Fachgruppe offen für Innovationen und neue Produkte sind, oder sich eher konservativ auf „Altbewährtes" verlassen. Auch bei den **Apothekern** gibt es unterschiedliche Gruppen, die jeweils eine andere Art von Marketing erfordern, wie z.B. Preise, Rabatte, Kundenbindungsprogramme über Aktionstage, Mitarbeiterschulung bezüglich neuer Produkte usw. Der **Patient** darf nur bei verschreibungsfreien Arzneimitteln von der Seite des Pharmaunternehmen angesprochen werden, hier sind die Marketing- und Werbungsmöglichkeiten also sehr beschränkt und streng kontrolliert. Nicht zuletzt sind die genannten Aspekte auch für die offiziellen **behördlichen Empfehlungen** relevant, damit für die Vermarktung enorm wichtig!

---

[15] https://www.g-ba.de/institution/presse/pressemitteilungen/740/

6.1. Stärken von Vaxigrip Tetra® vers. Influsplit®Tetra

Wie bereits am Anfang meiner Arbeit erwähnt, sind die beide Konkurrenz Impfstoffe in vielen Punkten Vergleichbar, so z.B. in Wirksamkeit, bei Sicherheit und eventuellen Nebenwirkungen aber auch Preislich.

Da es sich bei **Vaxigrip Tetra**® um einen neu zugelassenen Impfstoff handelt, musste das Präparat laut AMNOG (Gesetz zur Neuordnung des Arzneimittelmarktes vom 01.01.2011) bei Zulassung für Deutschen Markt noch Zusatznutzen (im Vergleich zur vergleichbaren bestehenden Therapie oder Medikament) für den Patient nachweisen.[16]
Es gibt also zwei relevante Vorteile die Vaxigrip **Tetra**® bietet die dieser Impfstoff stark von der Konkurrenz abgrenzt, wie in Tabelle 1 als Vergleich zur Influsplit®Tetra aufgelistet.

Impfstoff (Hersteller)	Zugelassen für Personen…	Art der Anwendung…
Influsplit®Tetra (GSK)	ab 3 Jahre	wird intramuskulär verabreicht
Vaxigrip Tetra® (Sanofi Pasteur)	ab **6 Monaten**	wird intramuskulär **oder subkutan** verabreicht

Tabelle 1 : Alleinstellungsmerkmale bei quadrivalenten Grippenschutz-Impfstoffen in Vergleich[17]

> ➤ **Erste Stärke/Vorteil von Vaxigrip Tetra**® - Zulassung für Personen ab 6 Monaten

Die Ständige Impfkommission (STIKO) empfiehlt die jährliche Grippeimpfung unter anderem auch allen Kindern, die ein höheres Risiko für Komplikationen besitzen, weil sie unter bestimmten Vorerkrankungen leiden, wie zum Beispiel
- chronische Krankheiten der Atmungsorgane (inkl. Asthma)
- Herz- oder Kreislauferkrankungen
- Leber- oder Nierenkrankheiten
- Diabetes oder andere Stoffwechselkrankheiten
- chronische neurologische Krankheiten wie multiple Sklerose
- angeborene oder später erworbene Störungen des Immunsystems
- HIV-Infektion

Unter allen o.g. Vorerkrankungen können bereits sehr kleine Babys leiden, manche kommen mit diesen Erkrankungen leider sogar schon zur Welt. Auch gesunde Säuglinge (bis 12 Lebensmonat) und Kleinkinder (ab vollendeten 1.Lebensjahr bis 3.vollendeten Lebensjahr)[18] **werden zu den Risikopatienten gezählt**. Schließlich erkranken sie weitaus häufiger an einer echten Grippe wie es der Diagramm 1 zeigt, weil ihr Immunsystem in den

---

[16] https://www.bundesgesundheitsministerium.de/service/begriffe-von-a-z/a/arzneimittelmarktneuordnungsgesetz-amnog/?L=0
[17] Fachinformationen Influsplit®Tetra (GSK) & Vaxigrip Tetra® (Sanofi Pasteur)
[18] http://www.kbv.de/tools/ebm/html/4.3.5_16239500444692756227484.html

ersten Lebensjahren noch nicht fertig ausgebildet ist.[19] Somit ist dieser Vorteil für enorm große Populationsgruppe relevant!

Hier wird also Sanofi Pasteur definitiv auch angreifen können und auch bei Pädiatern verstärkt Influenza Impfung besprechen.

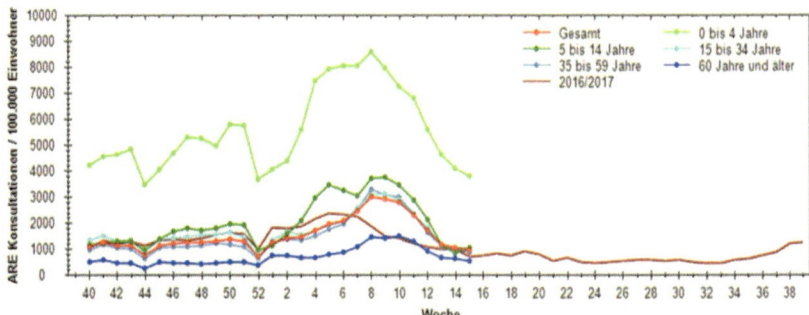

Diagramm 1: **Konsultationsinzidenz** Influenza Patienten nach Altersgruppen [20]

> **Zweite Stärke/Vorteil von Vaxigrip Tetra®** – Zulassung zur Subkutanen Gabe Diese Möglichkeit der Subkutanen Gabe gibt eine sichere Alternative nicht nur für Patienten die Blutverdünnungspräparate einnehmen müssen aber auch bei einer Therapie mit Vitamin-K Antagonisten[21] und entspricht somit der Anforderungen von Haus- und Fachärzten (z.B. Internisten, Hämatologen) sowie anderen Institutionen (KVs; GKK). Fast alle Patienten die unter einer Herz-Kreislauf Erkrankung leiden (dazu gehören Herzinfarkte, Schlaganfälle und Venen- thrombosen) müssen Blutverdünnungspräparate einnehmen.[22]

Dass dies in Deutschland eine sehr große Patientengruppe ist, versteht sich von alleine.

Somit kann die Firma Sanofi Pasteur mit ihren Impfstoff Vaxigrip Tetra® viel breitere Populationsgruppe bedienen. Es ist deshalb aus der Medizinische Sicht zur erwarten, dass Großteil der Impf-Ärzte in Zukunft Vaxigrip Tetra® als Mittel der Wahl bei Grippenschutz sehen wird.

6.2. Schwächen von Vaxigrip Tetra® vers. Influsplit®Tetra

Es geben auch zwei Nachteile, die sich bei Vermarktung von Vaxigrip Tetra mit Sicherheit spiegeln werden. Es geht um folgende zwei „Schwächen":

---

[19] https://www.merkur.de/leben/gesundheit/influenza-2018-lange-dauert-eine-grippe-erwachsenen-kindern-zr-9429998.html
[20] https://influenza.rki.de/Diagrams.aspx?agiRegion=0
[21] https://www.erkaeltet.info/grippe/faq/impfung/allgemein/subcutan/
[22] https://www.gesundheitsinformation.de/was-sind-blutverduenner-gerinnungshemmer-und-wie.2316.de.html

> **Erste Schwäche von Vaxigrip Tetra**® – spätere Markteintritt von Vaxigrip Tetra (Saison 2017/2018) als InflisplitTetra (Saison 2013/2014)

Seit vier Jahren hat GSK mit Ihren vierfach Grippenimpfstoff Monopolstellung genossen. Auch wenn in dieser Zeit kein quadrivalente Impfstoff gegen Influenza vom STIKO als Standard Impfung empfohlen war, trotzdem hatte GSK mit der Impfung in Kreis von Privatpatienten und Selbstzahlern viele Verwender und „Konsumenten" gewonnen. Wenn jemand über vierfach Grippenimpfstoff gesprochen hat, war auch ohne Namen zu nennen Influsplit Tetra gemeint und automatisch bestellt. Diese Automatisierung der Vorgänge, die Gewohnheit und auch bestimmt die relative Zufriedenheit mit dem Präparat, werden für Vaxigrip Tetra, trotz den medizinischen Vorteilen, eine große Hürde bedeuten. Die lange Erfahrung, die gewöhnte Wege und Strukturen will fast niemand verlassen ohne einen gravierenden Grund, zumal neue Medikamente tatsächlich auch eventuell gewisses kleines Risiko von Unverträglichkeit, Nebenwirkungen, Lieferschwierigkeiten usw. mitbringen können. Diese Schwäche kann also nur mit exzellent durchdachtem Marketing, inklusive perfekt vorbereiteten Außendienst, verringern.

> **Zweite Schwäche von Vaxigrip Tetra**® – schwächere Außendienstbesetzung als bei GSK

Firma GlaxoSmithKline (GSK) ist auf dem deutschen Markt in vielen Bereichen Tätig. GSK vertreibt sowohl verschreibungspflichtige wie auch rezeptfreie Medikamente für viele Indikationen und ist sogar sehr stark auf dem Livestyle Markt vertreten. Dies erfordert natürlich sehr viel Personal in Innendienst aber vor allem in Außendienst. Es sind nicht genaue Zahlen bekannt, trotzdem lässt sich folgendes vermuten und ableiten: Angenommen, dass es bei GSK mindestens sechs verschiedenen Außendienstlinien gibt (jeweils für verschiedene Indikationen oder Facharztgruppen zuständig) á 60 Personen. Das ergibt zusammen mindestens 360 Außendienstmitarbeiter.

Die alle können, und so ist auch die Strategie vom GSK, in gewissen Hoch-Betriebszeiten vor der Grippewelle (ca. Juni-November), außer über den gewöhnlichen Medikamenten mit den besuchten Ärzten und Apothekern auch über dem Grippenimpfstoff kurz sprechen.

Dagegen spezialisiert sich Firma Sanofi-Pasteur explizit auf den Impfstoff- Geschäft und hat aktuell ca. 100 Personen in Außendienst. Natürlich sind diese 100 Personen richtige experten im Bereich Impfstoffe und besprechen beim Arzt und Apotheker ganze Palette von Impfstoffen. Für den Vertrieb von Grippenimpfstoff selbst ist diese Strategie im Vergleich zur GSK aber nicht ganz ausreichend.

Der Präsenz von GSK bei sämtlichen Verordnern und Meinungsbildnern ist in Grippenimpfstoff Vermarktung enorm hoch und der Präsenz von Sanofi-Pasteur deutlich überlegend! GSK kann somit breitere Population durch die Ärzte und Apotheker ansprechen und auch überzeugen. Diese Ärzte und Apotheker sind der Schlüsselpunkt und Verbindungsglied zu dem Patienten (Impflingen).

7. Chancen-/Risiken-Analyse (organisationsextern)

Im Rahmen der Chancen-/Risiken-Analyse versucht das Unternehmen die unternehmensexternen Umwelteinflüsse zu erkennen, die für die Planung des Unternehmens und Marketingstrategie von Bedeutung sind. Laut Ansoff sind das schwer vorhersehbare Ereignisse, deren Eintritt die Unternehmung in eventuell in massive existentielle Schwierigkeiten bis zum Konkurs bringen kann auf andere Seite können sich solche Diskontinuitäten als Chancen erweisen, die sich plötzlich und unvorhergesehen eröffnen und deren Ausnutzung ein schnelles Handeln erfordert.[23]

Die Chancen und Risiken sollen nicht nur erkannt werden, um sich ihnen im Rahmen der Planung anpassen zu können. Negative Ereignisse sollen möglichst unbedingt verhindert werden, das heißt ihrem Eintreten aktiv entgegenzuwirken! Positive Diskontinuitäten wiederum mit aller Macht verstärken! Um schnell reagieren und Marketing Aktivitäten aktuell anpassen zu können ist es von großer Bedeutung die Chancen und Risiken kontinuierlich zu überprüfen.[24]

7.1. Chancen

> **Erste Chance** – Massive Grippewelle in 2017/2018 mit vielen Sterbefällen, die vermutlich zum Nachdenken und Wachrütteln führen wird

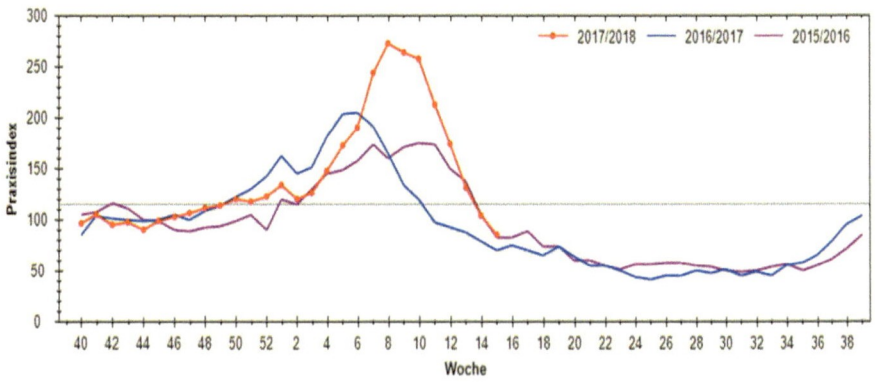

Diagramm 2: Grippewelle 2017/2018 in Vergleich mit 2015/2016; 2016/2017[25]

Zum 05.04.2018 hat RKI folgende Zahlen veröffentlicht die definitiv erschreckend sind und bringen mit Sicherheit viel mehr Menschen zur Überzeugung sich gegen Influenza für nächste Grippesaison impfen zu lassen

---

[23] Vgl. Ansoff 1981, S.263
[24] Vgl. Meffert 2000, S.65
[25] https://influenza.rki.de/Diagrams.aspx?agiRegion=0

1. *Die Zahl der Menschen, die in der laufenden Grippesaison 2017/2018 an der Influenza **gestorben sind,** ist auf **1095** gestiegen. Das teilte das Robert Koch-Institut mit.[26]*
2. *Insgesamt sind in der laufenden Grippe-Saison 2017/2018 313.**933**[27] Menschen offiziell **an der Grippe erkrankt**. Die Dunkelziffer liegt allerdings deutlich höher, weil längst nicht jeder Fall registriert und von einem Labor bestätigt wird.*
3. *Laut neuester Studie aus Schweden sind es die Säuglinge (unter 1 Jahr) und ältere Menschen (über 80 Jahre) die am meisten gefährdet sind, an der Infektion zu sterben oder Behinderung zu erleiden.[28]*
4. *Schon jetzt wird deutlich, dass die Influenza dieses Jahr in Deutschland deutlich stärker gewütet hat als im Vorjahr. In der Grippesaison 2016/2017 waren nach offiziellen Angaben "nur" 112 000 kranke registriert worden.[29]*

Es werden mit Sicherheit nicht nur einzelne Personen über der Notwendigkeit der Impfung gegen Influenza anders denken als bis jetzt, es ist zu erwarten, dass auch die offiziellen Empfehlungen von STIKO, KVs und Krankenkassen nochmal Stück weiter gehen und die s.g. „Risikogruppe" wird sich erweitern. Hier wird z.B. an die sonst gesunden Säuglinge und Kleinkinder gedacht, die in der Saison 2017/2018 stark betroffen waren, wie Diagramm 1 bereits gezeigt hat.

➢ **Zweite Chance** – Qualität von Spritzen (aktuelle Qualitätsprobleme bei GSK-undichte Impfspritzen die zur Verunsicherung führen[30])

Ein Qualitätsproblem bei Arzneimittel oder Medizintechnik ist immer ein großes Problem. Undichte Impfspritzen bedeuten, dass bei der Applikation des Impfstoffes, durch Druck auf den Kolben, gewisse Menge an Stoff aus der Spritze rausfließt. Hier bürgt sich eine Gefahr, dass der Patienten/Impflingen nicht die ganze Menge appliziert bekommt die eigentlich für vollen Schutz nötig ist. Das ist eine fatale Situation! Natürlich kann GSK alle Bestände die an die Ärzte, Apotheken und an den Großhandel ausgeliefert sind wieder zurückrufen, wenn auch mit enormem wirtschaftlichem Verlust. Der Ruf und Image der Firma ist aber durch diese Geschichte viel mehr beschädigt, das Vertrauen ist erstmal, mindestens teilweise, weg. Es dauert dann sehr lange und erfordert viel Arbeit, Ideen und Geschick bis das wieder „repariert" ist.

Hier kann also Sanofi Pasteur mit einwandfreier Qualität punkten und wird diesen Aspekt mit Sicherheit in Marketingstrategie für Saison 2018/2019 einbringen.

---

[26] https://influenza.rki.de/Wochenberichte/2017_2018/2018-11.pdf
[27] https://influenza.rki.de/Wochenberichte/2017_2018/2018-11.pdf
[28] https://www.eurosurveillance.org/content/10.2807/1560-7917.ES.2018.23.16.17-00454;jsessionid=lhaeQt1h8bYl5bASJX55Wydl.i-0b3d9850f4681504f-ecdclive
[29] https://influenza.rki.de/Saisonberichte/2016.pdf
[30] https://www.pei.de/DE/arzneimittelsicherheit-vigilanz/archiv-sicherheitsinformationen/2018/ablage2018/2018-04-04-schreiben-gsk-impfstoffe.html

7.2. Risiken

> **Erstes Risiko** – neuer, aktuell noch „unbekannter" Konkurrent

Aktuell sind, wie schon erwähnt, nur zwei quadrivalente Grippenimpfstoffe aktiv vertrieben und zwei andere zwar neu-zugelassen (beide mitten 2017 zugelassen), bis jetzt aber nicht aktiv besprochen oder empfohlen. Alle neu zugelassenen verschreibungspflichtige Medikamente müssen laut AMNOG (vom Jahr 2011) ein zusatznutzen nachweisen. Dies bedeutet, dass bei den anderen neu-zugelassenen Impfstoffen auch mind. ein Zusatznutzen nachgewiesen würde. Hier gilt es abzuwarten und sehr aufmerksam beobachten, welche diese Zusatznutzen sind und wie stark (oder auch nicht) diese für die Impfentscheider und Endverbraucher relevant sind. An diese Stelle muss also ständige Evaluation des Marktes und der Strategien der Konkurrenten erfolgen um entsprechend umgehend die Sanofi-Pasteur- Marketingstrategie ändern oder anpassen zu können.

> **Zweites Risiko** – Rabattpolitik der Kassenärztliche Vereinigung und GKK

Trotz dem zum 13. Mai 2017 in Kraft getretenem GKV-Arzneimittelversorgungsstärkungsgesetz (AM-VSG) in dem die Rabattverträge für Impfstoffe und Zytostatika abgeschafft waren, ist die Rabatt- bzw. Ausschreibungspolitik der KVs und Krankenkassen zurzeit noch nicht transparent genug, um abschätzen zu können, wie sich diese auf das Impfstoffempfehlung und/oder Impfstoffpräferenz auswirken wird. Es ist aber zu erwarten, und dies bestätigen auch schon die ersten Meldungen dazu, dass es mit Sicherheit eine oder mehrere Beschränkungmaßnahmen geben wird, so wie es bereits z.B. von AOK Niedersachsen angekündigt würde.[31] Auch hier ist also die kontinuierliche Beobachtung der Situation enorm wichtig.

8. Marketingziele

Unter Marketingzielen wird allgemein das Ergebnis verstanden, das mit Hilfe des Marketing-Mix-Instrumentariums erreicht werden soll. In der Regel verfolgt ein Unternehmen mehrere Marketingziele zwischen denen Zusammenhänge bestehen.

8.1. Marketingziele: Definition

„Ein Marketingziel setzt eine genaue Definition und eine Konkretisierung hinsichtlich Inhalt, Zeitrahmen und Zielerreichungsgrad voraus. Es muss operationalisierbar – das heißt nachvollziehbar – erreichbar und nachprüfbar sein.

Im Idealfall ergänzen und unterstützen sich die Ziele gegenseitig, in der Realität bestehen aber oft konfliktreiche Zielbeziehungen. Das heißt, die Erreichung eines Marketingzieles durch den Marketing-Mix ist nur zu Lasten eines anderen möglich. Dann sind Priorisierungen erforderlich. Es lassen sich verschiedene Arten von Marketingzielen

---

[31] https://www.aerztezeitung.de/politik_gesellschaft/krankenkassen/article/960607/niedersachsen-open-house-verfahren-grippe-impfstoff-ausgeschrieben.html

unterscheiden, wie z.B. Strategische- und Operative - Marketingziele und Quantitative - und Qualitative - Marketingziele.''[32]

8.1.1. Strategische Marketingziele bei Vermarktung von Vaxigrip Tetra®

„Strategische Marketingziele verfolgen eine grundsätzliche, langfristig orientierte Zielsetzung, die für das Unternehmen von zentraler Bedeutung ist – zum Beispiel die Erschließung neuer Märkte oder neuer Zielgruppen.''[33]

Für gute Vermarktung der Vaxigrip Tetra® wäre an der Stelle für nächste und auch weitere Saisons eine „Schritt für Schritt" Ausweitung der Risikogruppe durch STIKO Empfehlung zu anzustreben. Hier handelt sich um die Säuglinge und Kleinkinder und auch alle die viel Publikumskontakt ausgesetzt sind wie z.b. Verkäufer in Einzelhandel, alle die öffentlichen Verkehr in Anspruch nehmen, Schüller, Lehrer usw. denn nur so kann sich die Impfrate deutlich verbessern so, wie es WHO vorsieht, im besten Fall auf mindestens 75%. Ziele in diesem Bereich sind nur durch die intensiven Verhandlungen mit Behörden und Zuständigen Institutionen aufgrund von Auswertung der durchgeführten Studien und Beobachtungen erreichbar.

8.1.2. Operative Marketingziele bei Vermarktung Vaxigrip Tetra®

Operative oder taktische Marketingziele sind dagegen eher kurzfristig orientiert und den strategischen Zielsetzungen untergeordnet.

Aufgrund der aktuellen Situation, in der nur ein wirkliche und relevante Konkurrent gibt und der Tatsache dass Vaxigrip Tetra® gegenüber diesen auch deutliche medizinische du aktuell auch qualitative Vorteile hat, ist es anzustreben möglichst große Menge an Impfdosen Vaxigrip Tetra® in Vorverkauf an die Apotheken verbindlich zu verkaufen. Dies kommt allerdings in der Praxis meistens nur im Zusammenhang mit (unverbindlicher) „Bestellung" der Impfärzte zu Stande, erfordert also schon jetzt viel Arbeit und Energie des Außendienstes.

8.1.3. Qualitative Marketingziele bei Vermarktung Vaxigrip Tetra®

Qualitative Marketingziele betreffen zum Beispiel den Service, das Image oder den Bekanntheitsgrad. Dies ist ein wichtiges „Angriffspunkt" in Vermarktung von Vaxigrip Tetra®. Es ist enorm wichtig durch die Public Relations - Aktivitäten versuchen das Impfverhalten der Bevölkerung zu ändern. Gleichzeitig mit guten Image Auftritten der Bekanntheitsgrad in Grippenstoffbereich positiv zu ändern, denn wie schon erwähnt, ist der Konkurrent GSK, mit dem Impfstoff Influsplit®Tetra, bereits seit Saison 2013/2014 in Deutschland auf dem Markt und dem entsprechend auch bekannter als der neue Impfstoff Vaxigrip Tetra®. Hier muss Marketingabteilung eine Aussagenkräftige Strategie auf die Patienten bzw. Impflinge in erlaubten gesetzlichen Rahmen, also eher indirekt richten und eine vor allem medizinisch Überzeugende Strategie auf Impfärzte, Meinungsbildner und Apotheker ausrichten mit erstklassigen Service von der Außendienstseite.

---

[32] http://www.betriebswirtschaft-lernen.net/erklaerung/marketingziele/
[33] http://www.betriebswirtschaft-lernen.net/erklaerung/marketingziele/

8.1.4. Quantitative Marketingziele bei Vermarktung Vaxigrip Tetra®

„Quantitative Marketingziele sind zahlen- oder Werte die messbar sind. Typische Beispiele dafür sind Umsatz-, Gewinn-, Kosten- oder Marktanteilsziele. Sie sind sehr gut für Controlling-Zwecke nutzbar, weil sich der Zielerreichungsgrad hier einfach feststellen lässt."[34]

Firma Sanofi-Pasteur strebt natürlich an mit Ihrem modernem, innovativem Grippen-Impfstoff der Marktführer zu werden, das heißt Marktanteil größer 50% zu erreichen und damit verbundene hohe Umsatz- und Gewinnzahlen, was scheint auch gut machbar zu sein. In Idealfall ist nach aktueller Lage ein Marktanteil um 65-70% möglich, je nach Marktentwicklung, spricht nach eventuellem Eintritt von neuen Konkurrenten. Dies muss regelmäßig aktuell ausgewertet sein um die Marketings-Aktivitäten dem anpassen und korrigieren zu können. Für die Erstellung der Ziele ist allgemein auch wichtig, mit unterschiedlichen Szenarien zu arbeiten, um gegebenenfalls Ereignisse zu berücksichtigen, die außerhalb der eigenen Steuerung liegen. Für die Szenarien ist zu unterscheiden zwischen „Best case", „realistic case" und „worst case".

---

[34] http://www.betriebswirtschaft-lernen.net/erklaerung/marketingziele/

9. Marketingstrategien

Definition: „Marketingstrategien sind Grundsatzentscheidungen zur Erreichung aufgestellter Marketingziele. Die Aufgabe von Marketingstrategien besteht in der Festlegung eines Orientierungsrahmens für die zielgerechte Ausrichtung und Kanalisierung von operativen Marketingmaßnahmen. Marketingstrategien bestimmen damit die langfristige marktorientierte Ausrichtung des Unternehmens."[35]

9.1. Marketingstrategie zur strategischen Marketingziel – „Erweiterung der Zielgruppe für Vaxigrip Tetra®" (Lobbyarbeit)

Lobbyismus wird in Deutschland keineswegs nur kritisch gesehen, sondern durchaus als ein Tauschprozess, der für Politik und Ministerialverwaltung vorteilhaft ist.

Das Gesundheitssystem ist hochkomplex und in seiner gesamten Breite und Regelungstiefe kaum von einzelnen Politikern und Ministerialbeamten überschaubar. In Deutschland gilt das Gesundheitswesen also als typisches Beispiel für ein neokorporatistisches System, welches sich weitgehend selbst verwaltet. Wichtig dabei ist, dass der „Gemeinsame Bundesausschuss" als Entscheidungsorgan der verschiedenen relevanten Akteure seit Januar 2004 den Leistungskatalog der Gesetzlichen Krankenversicherung ohne Einmischung des Staates gestalten kann. Dieser setzt sich zusammen aus den Kostenträgern, repräsentiert durch den Spitzenverband Bund der Krankenkassen einerseits und den Leistungserbringern, repräsentiert durch die Kassenärztliche Bundesvereinigung, die Kassenzahnärztliche Bundesvereinigung und die Deutsche Krankenhausgesellschaft andererseits. Der Staat gibt also bezüglich der Gestaltung des Leistungskataloges der Gesetzlichen Krankenversicherung, sowie der Mittelverteilung, die nun ausschließlich im Gemeinsamen Bundesausschuss stattfindet, lediglich die Rahmenbedingungen vor, zieht sich somit also zunehmend als Akteur aus der Gesundheitspolitik zurück und stärkt damit gleichzeitig den Einfluss der erwähnten Verbände im Gesundheitswesen.

Um die erwünschte „Erweiterung der Zielgruppe für Vaxigrip Tetra®" zu erreichen ist die systematische Lobbyarbeit der Sanofi-Pasteur Experten bei den einzelnen Verbänden und relevanten Akteuren entscheidend. Es ist von große Bedeutung durch überzeugende Studien nachzuweisen wie wichtig es ist die STIKO Empfehlung in Bereich von Influenzaimpfstoff zu erweitern, im besten Fall die Impfung ganz ohne die aktuelle Begrenzung auf Patienten-Risiko-Gruppe zu empfehlen und damit die Bedingungen für bessere Impfraten, ganz nach dem Wunsch vom WHO (75%)[36], zu erreichen oder sich zumindest diesen Ziel zu nähern.

---

[35] http://www.wirtschaftslexikon24.com/d/marketingstrategie/marketingstrategie.htm
[36]https://www.rki.de/DE/Content/InfAZ/I/Influenza/PK_AGI_2008_Buchholz_Abstract.pdf?__blob=publicationFile

9.2. Marketingstrategie zur operativen Marketingziel – „erfolgreicher Vorverkauf von Vaxigrip Tetra® " (Starkes Außendienst)

Wie schon beschrieben kann der Hauptkonkurrent GSK durch stärkeren wissenschaftlichen Außendienst deutlich mehr Besuche bei den Impfärzten, Apothekern und anderen Meinungsbildnern durchführen. Diese Besuche sind bereits in Vorfeld der Influenza „Hauptsaison" extrem wichtig, denn in Grippenimpfstoffgeschäft setzen die Pharmafirmen traditionell auf den Vorverkauf, der unter allen Akteuren bekannt und willkommen ist. Diese gibt den Ärzten und Apothekern Sicherheit, dass der gewünschte Grippeimpfstoff in ausreichende Menge hergestellt und ausgeliefert wird. Außerdem werden bei dem Vorverkauf auch bessere Konditionen ausgehandelt, was zumindest für die Apotheker relevanter Aspekt ist. In Aktuelle Situation mit zwei Grippenstoffanbietern ist der Vorverkauf wichtiger denn je, bevor andere Konkurrenten auf den Markt kommen, zumal sind aktuell nicht nur die Medizinische- aber auch die Qualitätsunterschiede zwischen den zwei Impfstoffen sehr deutlich.

Es ist also zu empfehlen, dass Sanofi-Pasteur zumindest für den „Hochbetrieb", das heißt zwischen April und Oktober die Anzahl von Außendienstlern temporär nach Möglichkeiten erhöht und gleichzeitig steigert auch die Besuchsfrequenz bei den wichtigsten „Kunden".

Dass die Außendiensttruppe fachlich und strategisch entsprechend perfekt vorbereitet seien muss, verstehet sich von selbst!

9.3. Marketingstrategie zur qualitativen Marketingziel – „Image von Impfungen allgemein verbessern, Bekanntheitsgrad von Vaxigrip Tetra® zu erhöhen" (Public Relations)

Public Relations: Definition

„PR ist das Management von Kommunikationsprozessen Weltweit gibt es mehr als 2000 Definitionen von PR. Public Relations regeln durch Strategische Kommunikation die Beziehungen einer Organisation mit ihren Zielgruppen. PR ist das Management von Kommunikationsprozessen zwischen einer Organisation und ihren Zielgruppen"[37]

Für erfolgreiche Pharma-PR gilt: Nicht nur die Wirksamkeit eines Medikamentes ist entscheidend. Auch Reputation und Integrität des Herstellers spielen in Zeiten des zunehmenden Wettbewerbsdrucks eine entscheidende Rolle. Und einen guten Ruf muss man sich erarbeiten. Nur wer ehrlich und seriös kommuniziert, kann das Risiko minimieren, beim nächsten Pharmaskandal nicht in einem Atemzug mit den schwarzen Schafen der Branche genannt zu werden. Kommunikation muss ehrlich, transparent und glaubwürdig sein und die Wahrheit darf niemals anderen Ansprüchen untergeordnet

---

[37] http://www.lange-pr.de/wasistpr.pdf

werden denn gerade ethisch sensible Produkte wie Arzneimittel benötigen das Vertrauen der Bevölkerung.

9.4. Marketingstrategie zur quantitativen Marketingziel – „Marktführer im Bereich von Quadrivalenten Grippen Impfstoffen" (Perfekter Marketing-Mix)

Durch erfolgreiche, exakte Verfolgung und Platzierung von allen geplanten Marketingstrategien würde folgende Idealfall entstehen, der sehr gute bis hervorragende Umsätze verspricht:

- Durch gute wissenschaftlich unterlegte Lobbyarbeit wird die Problematik der Influenza in der Politik aber auch unter der Bevölkerung verstärkt diskutiert, Offizielle STIKO Empfehlung wird für viel Größere Risikogruppe ausgesprochen in Angesicht der Grippenwellen 2017/2018 – dadurch ist Chance auf mehrere verabreichte Dosen, auch von Vaxigrip Tetra® und somit steigernde Umsätze.
- Außendienstgruppe von Sanofi-Pasteur wird zumindest temporär verstärkt durch mehr Mitarbeiter und die Besuchsfrequenz wird erhöht – dadurch werden mehrere überzeugte Entscheider auf Vaxigrip Tetra® setzen da dieser Impfstoff medizinisch und aktuell auch qualitativ nachweislich überlegend ist. Bereits in Vorverkauf werden sehr gute Umsätze verzeichnet.
- Durch gute Public Relation Arbeit erhöht sich der Bekanntheitsgrad und verbessert das Image der Firma Sanofi Pasteur allgemein, potentielle Endverbraucher werden nach Empfehlung von Arzt lieber auf Produkte einer bekannten Firma mit langer Erfahrung und Tradition zugreifen. Dies führt zur mehr Sicherheit und Akzeptanz von Impfung generell, was mehr Raum auch für Vaxigrip Tetra® bietet und bringt mehr Umsatz.

Alle die o.g. Strategien sind mit Sicherheit gute Werkzeuge um den Markanteil von Vaxigrip Tetra® zu erhöhen in Richtung zur „Marktführung" im Grippenimpfstoffbereich in Saison 2018/2019.

10. Marketing-Instrumente
Allgemeine Definition:

„Marketinginstrumente sind die Gesamtheit der Maßnahmen, die ein Unternehmen einsetzt, um seine Marketingziele zu erreichen. Es kann zwischen vier verschiedenen Marketinginstrumenten unterschieden werden, die aufeinander abgestimmt werden müssen:

1. **Produktpolitik:** Welche Produkte sollen das Unternehmen in seinem Portfolio führen?
2. **Preispolitik:** Welche Preisstrategie soll das Unternehmen verfolgen
3. **Distributionspolitik:** Welche Vertriebswege sollen genutzt werden
4. **Kommunikationspolitik:** Welche Kommunikationsmaßnahmen sollen ergriffen werden, um mit dem Kunden in Kontakt zu treten "[38]

---

[38] http://www.onpulson.de/lexikon/marketinginstrumente/

Wie bereits bekannt, ist dieser Art von Marketinginstrumenten in Pharmabereich nicht eins zur eins einsetzbar aufgrund von Gesetzlichen Einschränkungen. Laut § 10 des HWG's - Heilmittelwerbegesetzes, ist Laienwerbung für rezeptpflichtige Medikamente verboten.[39] Dies bedeutet z.b., dass eine Werbung in klassischer Form, gerichtet an Endverbraucher, auch im Impfstoffbereich nicht gestattet ist. Demnach müssen die verschreibenden Ärzte von den Vorteilen des zu vermarktenden neuen Produktes überzeugt werden. Hier ist allerding wiederum die Gefahr des Vorwurfs der Korruption, deshalb müssen die Kommunikationswege und –Arten sehr gut abgewogen und durchdacht sein. Nichtsdestotrotz gibt es in Vermarktung von Vaxigrip Tetra® kaum anderer Marketinginstrument als Kommunikationspolitik anwendbar denn **Produktpolitik** ist hier nicht relevant da es sich um nur ein Produkt handelt. **Preispolitik** ist ebenso in diesem Fall kaum möglich, da hier die Preise von Krankenkassen und anderen Institutionen bestimmt sind (bis auf kleine Mengenrabatte und bessere Konditionen beim Vorverkauf für die Apotheker) und schließlich auch die **Distributionspolitik** und **–Wege** fest durch den Gesetzgeber vorgegeben sind.

10.1. Kommunikationspolitik in Vermarktung von Vaxigrip Tetra®
- zur der Gesundheitspolitik –

Extrem wichtiger Teil der Firmenkommunikation sind die kontinuierliche Gespräche und Verhandlungen durch Experten von Sanofi-Pasteur mit sämtlichen Akteuren der Gesundheitspolitik über der Gefährlichkeit der Indikation Influenza, unterlegt mit aktuellen Studien und über der Wirksamkeit und Notwendigkeit der Grippenschutzimpfung. Diese Gespräche müssen auf hohem wissenschaftlichem Niveau durchgeführt sein, um die Entscheider glaubwürdig zu überzeugen. Gleichzeitig ist es wichtig bereits auf dieser Ebene zusammen die nötigen Wege und Systeme zu erarbeiten.

---

[39] https://www.gesetze-im-internet.de/heilmwerbg/BJNR006049965.html

- zu den Ärzten –

Jedes Jahr besuchen 15 000 Pharmareferentinnen und -referenten 20 Mio-mal Arztpraxen und Krankenhäuser, um für ihre Produkte zu werben. In einer Befragung von 2007 gaben 77 % der niedergelassenen Ärzte an, mindestens einmal pro Woche Vertreter der Industrie zu empfangen – 19 % davon sogar täglich. Die Besuchten selbst nehmen den Effekt der Werbung auf die Veränderung ihres Verschreibungsverhaltens nur zu einem geringen Teil wahr: In einer Studie der Brendan-Schmittmann-Stiftung äußern sich 63 % der befragten Vertragsärzte überaus positiv über die Informationsarbeit von Pharmavertreterinnen und -vertretern. 83 % schätzen besonders die Fortbildungsangebote, 77 % die fachlichen Informationen und 71 % die Arzneimittelmuster.[40] Es ist also deutlich zur erkennen, dass dieser Kommunikationsweg nach wie vor sehr wichtig ist, zumal es einer von der wenigen Möglichkeit ist um das Produkt zu „bewerben", wenn auch mit zunehmenden Hindernissen und Einschränkungen. Es ist auch enorm wichtig, dass die Ärzte nicht „nur" das Wissen über dem Produkt haben, sondern, dass Sie auch bereit und fähig sind die Grippenimpfung anzubieten und in Patientengerechte Form die wichtigsten Informationen weiterleiten. Denn es ist nachgewiesen, dass die Empfehlung von Arzt entscheidend ist!

Hier sind also enorm wichtig die in diese Arbeit vorgeschlagenen Verbesserungen im Sanofi-Pasteur Außendienstbereich und damit verbundene Veranstaltungen und Vorbildungen für Ärzte durchzuführen.

- zur Bevölkerung/Patienten/Impflingen –

Wie bereits erwähnt gibt es für Pharma- somit auch für Impfstoffhersteller nur sehr wenige Möglichkeiten in diesem Bereich wirklich aktiv zu sein. Es gibt eventuell die Möglichkeit indirekt verschiedene Selbsthilfegruppen zu unterstützen wie z.B. „Leberselbshilfe e.v."[41] die eine SHG ist für alle Leber-kranke durch Hepatitis –A, -B, -C usw., oder sich anders in rechtlich erlaubten Rahmen als Sponsoren bei öffentlichen Veranstaltungen zum Thema Gesundheit z.B. Infektionskrankheiten, einzubringen. Oft wird diese Gruppe allerdings besser von den Ärzten oder Gesundheitspolitik erreicht und wirksamer angesprochen. Hier soll also der Kommunikationsweg von Sanofi-Pasteur über die Ärzte und Politik geführt sein verbunden mit sinnvolle PR Arbeit mit dem Ziel das Image der Pharmaindustrie, der Firma Sanofi-Pasteur (im besten Fall sogar gewisse Sympathie zu wecken) und des Impfens zu Verbessern und dadurch mehr Akzeptanz und Impfbereitschaft unter der Bevölkerung zu erreichen.

---

[40] http://mezis.de/wp-content/uploads/2015/11/s-0034-1370316.pdf
[41] https://www.leberhilfe.org/

11. Fazit

Bis vor kurzem stand bei der Pharmaindustrie Forschungsorientierung im Vordergrund. Für die Zukunft sind jedoch immer wichtiger die Markt- bzw. entsprechende Marketingorientierungen. Mit den sich verschärfenden Grundbedingungen erfordert der Verkauf innovativer Medikamente ein Umdenken bei der Vermarktung. Marketingstrategien müssen immer mehr als ganzheitlicher Kommunikationsprozess entwickelt werden denn diejenigen, die Entscheidungen treffen sind nicht identisch mit denen, die Leistungen beziehen und jenen, die sie bezahlen! An alle diese Akteure muss Pharmamarketing ausgerichtet sein und das Ganze noch dazu in rechtlich einwandfreien Rahmen! Es ist also nicht verwunderlich, dass gegenwärtig 90% des Marketing-Budgets pharmazeutischer Unternehmen auf die Kommunikation mit Ärzten, Apothekern, Krankenhäusern und Großhandel entfällt.[42]

Diese Strategierichtung zeigt sich auch für Vermarktung von Grippenimpfstoff Vaxigrip Tetra® der Firma Sanofi-Pasteur als richtig und alle in diese Arbeit vorgeschlagene Marketingmaßnahme entsprechen so einem ganzheitlichem Kommunikationsprozess.

---

[42] Vgl. Harms/Drüner 2003 S.7

Literaturverzeichnis

Ansoff, I.: Strategic Management. John Wiley & Sons, Ltd. New York 1981

Brandmeyer, L.: Pharma trifft Marke. Urban&Vogel Verlag 2003.

Bundesverband der Pharmazeutischen Industrie e.V.: Pharmadaten 2017. Netrixx Communikations GmbH Hamburg 2017

Dichtel, H./Raffée,H./Thiess,M.: Innovatives Pharma-Marketing. Gabler Verlag, Wiesbaden 1989.

Gehrke, B./von Haaren, F.: Eine Branchenanalyse. Hans-Böckler-Stiftung, Düsseldorf 2015

Harms, F./ Drüner, M.: Pharma-Marketing. Lucius&Lucius, Stuttgart 2003

Kotler, P./ Bliemel, F.: Marketing Management. Schäffer-Poeschel Verlag Stuttgart 2001

Meffert, H.: Marketing. Gabler Verlag, Wiesbaden 2000

Wolf, D.: Pharma Marketing. Books on Demand, Norderstedt 2017

Internetquellenverzeichnis

Ärztezeitung.de, 2018, Ohne Verfasserangabe
URL:
https://www.aerztezeitung.de/politik_gesellschaft/krankenkassen/article/960607/niede
rsachsen-open-house-verfahren-grippe-impfstoff-ausgeschrieben.html

Bundesministerium der Justiz und für Verbraucherschutz
URL: https://www.gesetze-im-internet.de
URL: https://www.gesetze-im-internet.de/heilmwerbg/BJNR006049965.html

Deutsche Leberhilfe e.V.
URL: https://www.leberhilfe.org/

DUDEN
URL: https://www.duden.de/rechtschreibung/Wettbewerb

Erkältet info, 2018, Ohne Verfasserangabe
URL: https://www.erkaeltet.info/grippe/faq/impfung/allgemein/subcutan/

Eurosurveillance, 2017
URL: https://www.eurosurveillance.org/content/10.2807/1560-7917.ES.2018.23.16.17-
00454;jsessionid=lhaeQt1h8bYl5bASJX55WydI.i-0b3d9850f4681504f-ecdclive

Fachinformation Influsplit®Tetra, GSK, 2017
URL: https://portal.dimdi.de/amispb/doc/pei/Web/2612711-spcde-20170401.pdf

Fachinformaion Vaxigrip Tetra® , Sanofi-Pasteur, 2017
URL: https://mein.sanofi.de/produkte/Vaxigrip-Tetra/Downloads?id=bef8d962-842e-
402c-8843-b00f952bfbab

Fischer, CH. /Dannenberg, M., 2015
URL: http://mezis.de/wp-content/uploads/2015/11/s-0034-1370316.pdf

Gemeinsamer Bundesausschuss, 2018
URL: https://www.g-ba.de/institution/presse/pressemitteilungen/740/

Gesundheitsinformationen.de, 2017
URL: https://www.gesundheitsinformation.de/was-sind-blutverduenner-
gerinnungshemmer-und-wie.2316.de.html

Kassenärztliche Bundesvereinigung, 2017
URL: https://www.impfen-info.de/wissenswertes/impfsystem-in-deutschland/
URL: http://www.kbv.de/tools/ebm/html/4.3.5_162395004446927562274884.html

Kassenärztliche Bundesvereinigung, 2018
URL: http://www.kbv.de/html/1150_31135.php (21.03.2018)

Lange, C.: Kommunikation
URL: http://www.lange-pr.de/wasistpr.pdf

ONPulson, Ohne Verfasserangabe
URL: http://www.onpulson.de/lexikon/marketinginstrumente/

Paul-Ehrlich-Institut, 2018
URL: https://www.pei.de/DE/arzneimittelsicherheit-vigilanz/archiv-
sicherheitsinformationen/2018/ablage2018/2018-04-04-schreiben-gsk-impfstoffe.html

Pharma Fakten, 2018
URL: https://www.pharma-fakten.de/news/details/516-regionsspezifisches-impfverhalten-ist-
das-einkommen-hoch-sinkt-die-impfquote/
URL: URL: https://www.bundesgesundheitsministerium.de/service/begriffe-von-a-
z/a/arzneimittelmarktneuordnungsgesetz-amnog/?L=0

Pospiech, J.: Merkur.de, 2018
URL: https://www.merkur.de/leben/gesundheit/influenza-2018-lange-dauert-eine-grippe-
erwachsenen-kindern-zr-9429998.html

Robert-Koch-Institut, 2018
URL:https://www.rki.de/DE/Content/Infekt/EpidBull/Archiv/2017/Ausgaben/34_17.pdf?
__blob=publicationFile
URL: https://influenza.rki.de/Diagrams.aspx?agiRegion=0
URL: https://influenza.rki.de/Wochenberichte/2017_2018/2018-11.pdf
URL: https://influenza.rki.de/Saisonberichte/2016.pdf
URL:https://www.rki.de/DE/Content/InfAZ/I/Influenza/PK_AGI_2008_Buchholz_Abstract
.pdf?__blob=publicationFile

Sanofi-Aventis, 2017
URL: http://www.sanofi.de/l/de/de/layout.jsp?scat=805F7434-10C4-45E1-AC62-
84A1A65C4677 (19.03.2018)
URL: http://www.sanofi.de/l/de/de/layout.jsp?cnt=3C4079CF-744B-46C4-A488-
DB71F91F9A2C (19.03.2018)

Statista, 2017
URL: https://de.statista.com/statistik/daten/studie/561990/umfrage/in-deutschen-
apotheken-abgegebene-impfdosen-nach-bundeslaendern/
URL: https://de.statista.com/statistik/daten/studie/562025/umfrage/in-deutschen-
apotheken-abgegebene-influenza-impfdosen-nach-bundeslaendern/

Wirtschaftslexikon.de
URL:http://www.wirtschaftslexikon24.com/d/marketingstrategie/marketingstrategie.htm

WTT Campus ONE, Ohne Verfasserangabe
URL: http://www.betriebswirtschaft-lernen.net/erklaerung/marketingziele

Abbildung-/Tabelle-/Diagrammverzeichnis

Abkürzungsverzeichnis

z.B. – zum Beispiel

o.ä. – oder ähnliches

KV – Kassenärztliche Vereinigung

GKK – Gesetzliche Krankenkasse

Private KK – Private Krankenkasse

AMG - Arzneimittelgesetz

HWG – Heilmittelwerbegesetz

SGB V – Soziale Gesetzbuch 5

GmbH – Gesellschaft mit beschränkter Haftung

BRD – Bundesrepublik Deutschland

G-BA – Gemeinsamer Bundesausschuss

GSK – Glaxo Smith Kline

WHO – Welt-Gesundheits-Organisation

OECD – Organisation für wirtschaftliche Zusammenarbeit und Entwicklung

DDR – Deutsche Demokratische Republik

PR – Public Relation (Öffentlichkeitsarbeit)

Vers. – versus

Mrd. – Milliarde

o.g. – oben genannte

s.g. – sogenannte

BEI GRIN MACHT SICH IHR WISSEN BEZAHLT

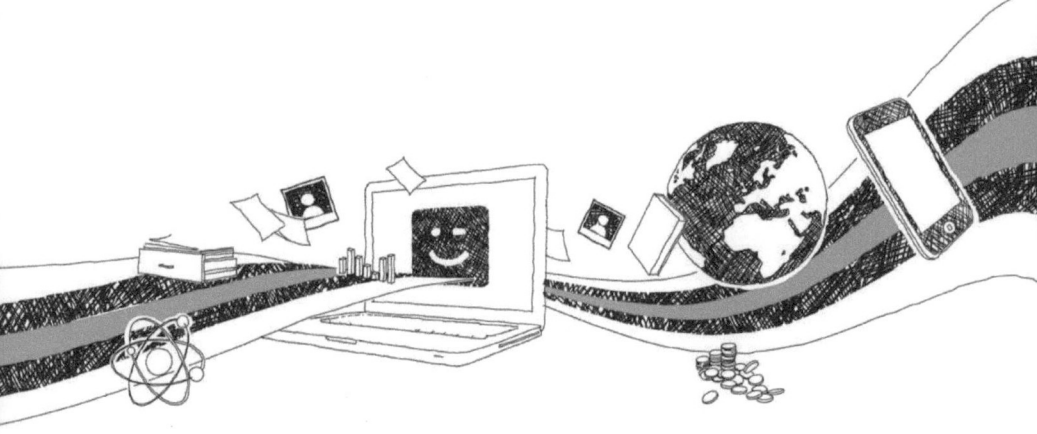

- Wir veröffentlichen Ihre Hausarbeit, Bachelor- und Masterarbeit

- Ihr eigenes eBook und Buch - weltweit in allen wichtigen Shops

- Verdienen Sie an jedem Verkauf

Jetzt bei www.GRIN.com hochladen und kostenlos publizieren

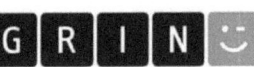